Bruciare il grasso addominale

Passo dopo passo un ventre più sottile in sole due settimane

Bruciare il grasso addominale: Passo dopo passo un ventre più sottile in sole due settimane

Fitness Master Academy

Published by Fitness Master Academy, 2021.

While every precaution has been taken in the preparation of this book, the publisher assumes no responsibility for errors or omissions, or for damages resulting from the use of the information contained herein.

BRUCIARE IL GRASSO ADDOMINALE: PASSO DOPO PASSO UN VENTRE PIÙ SOTTILE IN SOLE DUE SETTIMANE

First edition. October 4, 2021.

ISBN: 979-8201782177

Written by Fitness Master Academy.

Un libro di Fitness Master Academy

Attenzione: questo libro è solo una fonte di informazioni per la perdita di peso.

Si prega di discutere tutti i passaggi con il proprio medico prima di metterli in azione.

———

Contenuto

Bruciare il grasso addominale

Prefazione

Introduzione

Capitolo 1: Perché il grasso si trova sempre sull'addome

1.1 Cause genetiche

1.2 Metabolismo

1.3 Stress psichico

1.4 Sport

1.5 Abitudini alimentari malsane

1.6 Età

Capitolo 2: Sane abitudini alimentari

2.1 Perché le tue abitudini alimentari sono così importanti

2.2 Mai uscire di casa senza aver fatto colazione

2.3 Cinque piccoli pasti al giorno

2.4 Evitare lo zucchero

2.5 Ridurre l'alcol

2.6 Molte fibre

2.7 Più tardi la cena, più grasso addominale

2.8 Vitamine e minerali

2.9 Il grasso non è lo stesso del grasso

2.10 Bevi abbastanza

Capitolo 3: Come portare il movimento nella tua quotidianità

3.1 Perché l'esercizio è importante

3.2 Piccoli cambiamenti possono fare una grande differenza

3.3 Inizia a casa

3.4 Ogni passo conta

Capitolo 4: Alimenti che aiutano a bruciare i grassi

4.1 Avocado

4.2 Broccoli

4.3 Insalata

4.4 Peperoni

4.5 Pompelmi

4.6 Avena

4.7 Noci

Capitolo 5: Trucchi per accelerare la combustione dei grassi

5.1 Tè e company

5.2 Massaggi

5.3 Sauna

5.4 Sole

5.5 Impacchi

5.6 Contabilità

Bonus: il tuo piano d'azione di 14 giorni

Prima di iniziare

1° giorno: Prima di tutto una panoramica

2° giorno: Fissare gli obiettivi

3° giorno: La colazione è il pasto più importante della giornata

4° giorno: La serata rimane libera

5° giorno: Cibo sano

6° giorno: Oggi qualcosa di speciale

7 ° giorno: Tempo di un bilancio di metà percorso!

8 ° giorno: Cinque volte al giorno

9 ° giorno: Diventa un detective dello zucchero

10 ° giorno: L'insalata!

11 ° giorno: Lo sport non è sinonimo di suicidio

12 ° giorno: Concediti qualcosa

13 ° giorno: Da dove vengono le calorie?

14 ° giorno: Finale

Parole di chiusura: E adesso come si va avanti?

Prefazione

È ESASPERANTE! NON importa quanto sport tu faccia, quante diete tu riesca a portare a termine, il grasso torna sempre sulla tua pancia. Quando indossi i tuoi vestiti preferiti, la tua attenzione viene subito catturata da una bella pancia piatta. Il grasso sul ventre, invece, ti porta a nascondere il tuo corpo sotto indumenti extralarge.

Se anche tu sei frustrato perché continui ad accumulare grasso sulla tua pancia, questo libro è per te. Perché qui imparerai tutto ciò che devi sapere per dire addio al grasso in eccesso una volta per tutte. Perché il problema che hai tu con il tuo corpo, ce l'hanno anche la maggior parte delle donne (e degli uomini). Una volta compreso come è fatto, puoi anche farci qualcosa a riguardo, in modo permanente e senza effetti yo-yo. Tutto ciò di cui hai bisogno è la motivazione per raggiungere finalmente il peso dei tuoi sogni e ottenere una bella pancia sottile. Tutto il resto ti viene spiegato da questa guida.

Questo libro è volutamente scritto in breve. Perché non devi imparare molte cose per rendere la tua pancia sottile come vuoi che sia. È importante che ti avvicini a tutto con un atteggiamento positivo e che, a volte, perdoni i tuoi errori. Alla fine, dovresti essere tu l'unica ragione per la tua pancia piatta. Devi amare te stesso e sentirti bene, e questo funziona meglio senza pressioni e stress, ma invece con un buon ottimismo - e talvolta un po' di indulgenza.

Introduzione

La maggior parte delle donne è insoddisfatta del proprio corpo. Vorrebbero indossare volentieri in estate un bikini o abiti attillati ed essere orgogliose della propria figura, ma c'è sempre una parte del corpo che frustra la maggior parte delle donne: la pancia. Perché la "pancia del benessere" è nella nostra società segno di chi ha un po' di chili di troppo sulla bilancia. E per molti è il primo segnale che il tuo corpo non è più sodo come una volta.

Non dovrebbe essere così: non è così difficile mantenere sotto controllo il fastidioso grasso dello stomaco. Con il giusto aiuto, anche tu puoi finalmente essere snello e magro, anche nella parte centrale del corpo.

Questo libro ti mostra innanzitutto perché il grasso viene sempre prodotto sul ventre. Se capisci le cause del tuo grasso addominale, puoi anche agire contro di esso. Nel secondo capitolo, imparerai tutto sulle abitudini alimentari sane che non faranno sviluppare il grasso dello stomaco. Il terzo capitolo parla del movimento adatto, ma non preoccupatevi, nessuno si aspetta che tu diventi d'ora in poi l'eccellenza della palestra. Infatti, imparerai come integrare significativamente l'esercizio nella tua vita di tutti i giorni.

Nel quarto capitolo imparerai i tuoi nuovi cibi preferiti: sostengono attivamente la combustione del grasso. Nel quinto capitolo, ti verranno svelati alcuni trucchi per rendere più facile la tua perdita del grasso della pancia.

Come bonus, otterrai un piano d'azione di 14 giorni che ti farà iniziare a bruciare i grassi sull'addome in modo particolarmente facile.

Ma basta parole introduttive, tu vuoi sicuramente iniziare subito! Quindi divertiti e buona fortuna con la tua lotta contro il grasso in eccesso!

Capitolo 1: Perché il grasso si trova sempre sull'addome

1.1 Cause genetiche

===

Probabilmente le conosci anche tu: ci sono persone che a quanto pare possono mangiare tutto quello che vogliono, e che senza alcun tipo di attività fisica, non prendono peso. Alcune di queste persone si lamentano, ed è davvero l'ultima cosa che vuoi sentire quando stai combattendo i tuoi chili da solo.

Ti sei mai chiesto quale sia il segreto di queste persone? Forse non mangiano mai quando sono soli, o fanno segretamente molti sport. La risposta che fa riflettere su questa domanda è: non c'è un segreto. Perché la buona notizia è anche quella cattiva: la maggior parte delle persone non può farci niente. Sono caratteristiche genetiche per il fisico, ereditate dai genitori o addirittura dai nonni. E le persone naturalmente magre che hai nel tuo ambiente sono in realtà magre semplicemente grazie alla propria natura.

Quale aspetto fisico ha tua madre? O tuo padre? E i tuoi fratelli? Guardati intorno nella tua famiglia per vedere quale parte della genetica o della predisposizione è la causa del tuo rotolino sulla pancia.

Questa realizzazione non dovrebbe scoraggiarti. Ci sono requisiti genetici per tutto nella vita. Ma se l'uomo non fosse in grado di superarli, la nostra società non sarebbe dove è oggi. Ci sono molti bambini che sono più alti di entrambi i genitori o che si diplomano con voti nettamente migliori. Questo non è geneticamente progettato, ma è ancora all'interno delle tue possibilità. E spesso non è nemmeno così difficile come potresti pensare.

Nonostante la tua predisposizione genetica, tutte le porte sono aperte per essere piatto come le persone con geni "più magri". Quindi non combatti contro il tuo corpo e contro i geni che sono stati nella tua famiglia per secoli. Ma troverai modi intelligenti per superare con astuzia i "limiti" imposti dalla tua costituzione. Se la tua famiglia ha una predisposizione ad ingrassare, sai solo che devi essere un po' più cauto rispetto ad altri che non hanno questa predisposizione. Ma ciò non significa che tu sia esposto in modo impotente alla genetica.

1.2 Metabolismo

Il nostro metabolismo è una cosa grandiosa. Si assicura che il cibo che mangiamo sia suddiviso in componenti e utilizzato in modo ottimale. Il nostro corpo ha la capacità di svolgere processi chimici per ricavare altri componenti dal cibo, fornendoci energia per tutte le nostre attività. Senza il metabolismo, nessuna vita sarebbe possibile. Se non funziona, non possiamo più usare correttamente il cibo e morire. Tutti gli esseri viventi hanno processi metabolici e senza di loro non esisterebbe nessuna creatura vivente.

Anche assicurare in modo permanente la nostra sopravvivenza è una funzione del metabolismo, pensare al futuro e assicurare che anche nei momenti difficili ci sia un buffer per noi. Il nostro metabolismo quindi pianifica anche scorte di emergenza. Certo, questo ha perfettamente senso - e lo facciamo tutti in un modo o nell'altro, ovviamente - ma sfortunatamente ha scelto il nostro ventre come "magazzino" più importante. Quindi farci ingrassare sulla pancia è un'azione ben intenzionata del nostro corpo per proteggerci.

Quindi l'evoluzione ha previsto che le riserve di grasso garantiscano la nostra sopravvivenza quando il corpo non assume abbastanza cibo. È stato spesso utile in epoche precedenti e in molti luoghi ha assicurato non solo la sopravvivenza degli individui, ma dell'intera umanità nel suo insieme. Oggi, tuttavia, non siamo più minacciati dalla carestia nel mondo occidentale. Sfortunatamente, l'evoluzione umana non è ancora così avanzata come lo sviluppo della nostra società, dove il nostro problema più grande (e in particolare quello del nostro grasso della pancia) è più di un eccesso di offerta di cibo che di una carestia. Purtroppo, il nostro metabolismo funziona ancora come nell'età della pietra. Se si consumano troppi alimenti, l'eccesso sarà convertito direttamente in depositi di grasso che probabilmente non saranno necessari in seguito.

Inoltre, tutti "educhiamo" il nostro metabolismo. Se il nostro corpo crede ripetutamente che ci possano essere periodi di fame, tende a creare riserve sempre più velocemente, sotto forma di grasso addominale, il quale potrà quindi essere consumato dal corpo se non ci sarà più cibo da cui trarre le sostanze nutritive.

Periodi di fame o più esattamente...diete! Ogni dieta porta il nostro corpo alla necessità di aiutare le riserve di grasso. Pertanto, è così importante che non limiti solo la quantità di calorie ingerite, ma che cambi le abitudini alimentari in modo permanente, per evitare di cadere nella trappola dello yo-yo.

Un cambiamento significativo delle tue abitudini farà sì che il tuo metabolismo funzioni meglio e più velocemente, in modo tale da bruciare direttamente il cibo ingerito e farsi che il tuo corpo non senta la necessità di aumentare le riserve di cibo.

1.3 Stress psichico

Il nostro comportamento alimentare dipende molto da come ci sentiamo in questo momento. Sei sotto stress? O sei qualcuno a cui piace mangiare in compagnia? Molti di noi sono stati abituati sin dall'infanzia al fatto che mangiare non serva solamente a placcare la nostra fame e a fornirci energia, ma allo stesso tempo dia conforto e renda felici. Tuttavia, ci sono molte persone che abusano del cibo per avere dei brevi momenti di felicità o distrazione quando le cose non stanno andando come desiderano.

Stress e preoccupazioni significano anche fretta e poca cura nella scelta della nostra alimentazione. Se durante le ore di lavoro non riesci a ritagliarti del tempo per un pranzo adeguato, con tutte le probabilità finirai per prendere qualcosa al volo, magari non molto salutare, semplicemente perché è più veloce e più facile. Oppure coloro che hanno appena avuto una lite con il proprio fidanzato e non sono in vena di cucinare qualcosa di sano...ecco che spunta una tavoletta di cioccolato!

Lo stress mentale causa anche una limitazione del funzionamento del metabolismo. Perché il corpo conosce due stati principali: stress e rilassamento. Durante un periodo di stress, il corpo è pronto a combattere e fuggire. Ad esempio, un pasto abbondante è un peso per il metabolismo. Infatti, il corpo pensa che abbia senso creare riserve per non doversi preoccupare del cibo in un secondo momento.

Lo stress ha un impatto importante sulle tue abitudini alimentari e sul tuo metabolismo, quindi anche direttamente e indirettamente sul grasso depositato sulla tua pancia. È importante saperlo controllare, facendo così qualcosa per la tua salute e per la tua figura. Chi è rilassato, non rischia di avere la cosiddetta "fame nervosa" e ha un metabolismo ben funzionante. Il resto verrà da sé. Un buon modo per lavorare in modo efficace sul proprio relax psico-fisico è il training autogeno. Questo non ti aiuterà a non perdere la testa in momenti di stress e a non dimenticarti di vivere in modo sano.

1.4 Sport

Il tuo corpo è naturalmente in grado di spostarsi rapidamente da un luogo all'altro, trasportare e muovere le cose e difendere il proprio territorio. Oggi non lo facciamo molto, se non raramente. Il lavoro spesso è completamente al computer, se vogliamo andare da qualche parte prendiamo l'auto o il trasporto pubblico. E al massimo, combattiamo solo a parole o su Facebook.

Il corpo non viene più utilizzato per come era stat inizialmente progettato. Il risultato è che stai mettendo su quel fastidioso grasso sul tuo ventre. Perché hai ancora lo stesso appetito dei nostri antenati, ma bruci molti meno grassi. E non solo perché sei meno attivo, ma anche perché la mancanza di attività rende i muscoli meno forti. E i muscoli bruciano più calorie.

Lo sport è il modo migliore per compensare a tutto questo. Una ragione per cui hai quel rotolino di grasso sulla pancia è perché non ti muovi abbastanza e hai troppo pochi muscoli, ma forse questo lo sapevi già. Lo sport, probabilmente, non rallegra la tua prospettiva.

Lo sport non deve essere necessariamente così faticoso e pesante come tutti noi pensiamo. Perché la cosa bella è che attraverso l'esercizio fisico vengono distribuiti gli ormoni della felicità, grandi neutralizzato di stress. Lo sport aiuta anche a bruciare i grassi, ma l'effetto è relativamente basso. Devi camminare parecchio tempo per bruciare un pezzo di torta. Ma il tuo corpo è più in forma e con più muscoli brucia più energie anche quando sei sdraiato sul divano e non fai nulla.

Se finora hai fatto poco esercizio fisico, ecco un modo rimboccarti le maniche e prendere in mano la situazione: nel terzo capitolo imparerai come sfruttare questa opportunità, senza doverti allenare per una maratona o iscriverti in palestra.

BRUCIARE IL GRASSO ADDOMINALE: PASSO DOPO PASSO UN VENTRE PIÙ SOTTILE IN SOLE DUE SETTIMANE

BRUCIARE IL GRASSO ADDOMINALE: PASSO DOPO PASSO UN VENTRE PIÙ SOTTILE IN SOLE DUE SETTIMANE

1.5 Abitudini alimentari malsane

Il fattore più significativo del grasso alla pancia, sono le tue abitudini alimentari. Pertanto, in questo libro, dedichiamo un intero capitolo alle abitudini alimentari sane, dandoti una base solida per il tuo cambiamento.

È particolarmente importante capire quali siano le tue cattive abitudini, e non che ogni tanto ti concedi qualcosa di "proibito". Il grasso addominale tende a formarsi solo quando una serie di fattori si presentano insieme e in un definito lasso di tempo (come già citato: predisposizione, mancanza di esercizio fisico, stress, metabolismo debole e, naturalmente, cibo sbagliato). Con una sola barretta di cioccolata non ingrassa nessuno. Ma se lo fai per un lungo periodo di tempo, prenderai l'abitudine di accedere con regolarità a questo alimento, dando meno spazio a qualcosa di sano, il corpo riceverà dei segnali che tradurrà quasi direttamente in depositi di grasso.

Cambiare le abitudini alimentari è una sfida speciale, perché di norma molte sono nate durante l'infanzia. Hai ricevuto una "consolazione" sotto forma di una caramella quando sei caduto? Nella tua famiglia i pasti non sono mai stati regolari, ma bensì, in base a chi aveva fame e a chi aveva voglia di un determinato cibo? O la cena era il pasto principale? Allora queste cose sono profondamente radicate in te e tu continui a viverle, magari anche solo similmente, inconsciamente. Ora, quando sei triste, puoi concederti da solo il tuo premio di consolazione, o mangi in modo irregolare e preferisci abbondare durante la cena.

Se pensi che ti siano state date delle abitudini alimentari che oggi potrebbero non essere d'aiuto è da ricondurre al fatto che, fino a qualche anno fa, non si sapeva molto di sana alimentazione. Ora, però, questo è il tuo grande vantaggio, rispetto ai tuoi genitori non avevano ancora molte informazioni. Quindi spetta a te spezzare quel nodo e assicurarti di adottare sane abitudini alimentari e magari tramandarle negli anni. Perché se sai quali abitudini alimentari ti fanno male, sarai in grado di cambiarle attivamente per vivere e mangiare consapevolmente in modo più sano. Ricorda, non sei prigioniero delle tue abitudini. Tutto ciò che riconosci e comprendi può essere modificato come desideri.

1.6 Età

C'è un altro fattore che fa aumentare il tuo grasso addominale, ma che, purtroppo, non puoi controllare: la tua età. Con gli anni, il grasso sullo stomaco diventa sempre più difficile (ma non impossibile!) da smaltire. Questo ha due cause.

Il metabolismo, di cui sai già qualcosa, non cambia solo in base ai tuoi comportamenti, ma anche naturalmente nel corso della tua vita. Durante la giovinezza molte parti di te devono ancora svilupparsi, ti muovi automaticamente di più e consumi molta più energia. Il metabolismo funziona a tutta velocità. Più invecchi e meno energia richiede il tuo corpo. Esso non sta attraversando sviluppi importanti e la tua routine quotidiana sta diventando più monotona e meno attiva.

Da adolescenti si è "costretti" a muoversi durante gli orari scolastici, o andando a ballare spesso e girare con gli amici in città, mentre con il passare degli anni si tende a preferire la tranquillità di casa. Poi, guadagnando i propri soldi, si tende spesso ad uscire a mangiare fuori, al posto di cucinare qualcosa con le proprie mani, concedendoti qualcosa di gustoso. Quindi, i bisogni di base stanno diminuendo, le abitudini alimentari rimarranno le stesse o addirittura peggioreranno. Questo naturalmente porta ad accumulare grasso.

Un altro motivo per cui assumi un aspetto più arrotondato con l'età è la diminuzione del tessuto connettivo. Anche se non ti pesi spesso, noti comunque che il tuo corpo cambia, semplicemente perché il grasso non è più ben supportato dai tessuti.

Anche l'età, come gli altri fattori, non è impossibile da combattere. Certo, non puoi smettere di invecchiare, ma puoi fare qualcosa per restringere il tuo tessuto connettivo. E se sai di bruciare meno energia quando invecchi, allora puoi fare qualcosa a riguardo: assumi meno grassi o brucia più energia con l'esercizio fisico.

Capitolo 2: Sane abitudini alimentari

2.1 Perché le tue abitudini alimentari sono così importanti

Hai letto nel capitolo precedente che ci sono molte ragioni per cui metti sempre del grasso sul ventre. Questi motivi giocano tutti insieme, ma differiscono in due modi importanti: in primo luogo, come puoi essere tu ad influenzarli e, in secondo luogo, quale effetto ha un cambiamento sulla tua figura.

In entrambi i casi, le tua abitudini alimentari giocano il ruolo più importante: puoi cambiarle nel modo più semplice, perché hai molte opportunità ogni giorno. Puoi cominciare quando vuoi (ma, meglio ora!) e non ti costerà denaro extra.

Allo stesso tempo, è il modo più semplice per controllare il tuo bilancio energetico. Una porzione di patatine ha tante calorie quante ne bruceresti in un'ora di aerobica. Il calcolo è piuttosto semplice, cos'è più semplice: sudare per un'ora o mangiare un pezzo di frutta o verdura al posto delle patatine fritte?

Come puoi vedere, se cambi le tue abitudini alimentari, sei già sulla buona strada per ottenere la figura che tanto desideri. Nei seguenti capitoli capirai quanto è facile.

2.2 Mai uscire di casa senza aver fatto colazione

Probabilmente hai già sentito dire che la colazione è il pasto più importante della giornata. Questo in realtà non è vero, ma è vero che può aiutarti a liberarti definitivamente del grasso addominale.

Se mangi una sana colazione al mattino, sei ben preparato per la giornata. Non ti sentirai subito affamato a scuola o in ufficio, e non penserai direttamente al cibo quando sarai un po 'stressato. Il tuo corpo è perfettamente attrezzato per sopportare bene la giornata. Inoltre, il tuo corpo capisce immediatamente se hai assunto abbastanza cibo e il tuo metabolismo si adatta di conseguenza. Una sana colazione lo stimola.

Inoltre, con la tua colazione, stai già facendo un buon gesto per te per l'intera giornata. Se fai una buona colazione, automaticamente ti assicuri di mangiare più sano e più equilibrato per tutto il resto della giornata. La colazione perfetta è equilibrata e ti riempirà per molto tempo. Ha un sacco di fibre (ne riparleremo più avanti), vitamine e poco zucchero.

Delle buone opzioni sono:

- Pane integrale con hummus e avocado,
- Pane integrale con due cucchiai di marmellata, frutta e del latte magro,

- Fiocchi d'avena non zuccherati, con frutta e latte magro,
- Müsli integrale con banana e succo d'arancia, o uno yogurt magro.

Se non sei affatto un fan della colazione, ad esempio perché la tua famiglia non ha mai fatto colazione, puoi lentamente avvicinarti ad una colazione normale bevendo regolarmente la mattina. No, niente caffè, ma un delizioso frullato verde. Questo ti fornisce tutti i nutrienti di cui hai bisogno, ha la stessa energia di un pasto, ti rende pieno a lungo, è veloce da preparare e anche molto buono.

In molte grandi città, i frullati verdi vengono venduti in tutti i tipi di negozi, quindi puoi facilmente trovarne uno sulla strada verso il lavoro. Certo, è ancora meglio se lo prepari da solo. Tutto ciò che serve è un frullatore e frutta e verdura fresca e di stagione. La tua immaginazione non conosce limiti. Come regola generale, puoi usare il doppio della frutta rispetto alla verdura in modo che lo smoothie non diventi troppo amaro. Se risulta essere troppo poco, puoi comunque aggiungere un po' d'acqua.

Un frullato per cominciare, ad esempio, può essere composto da mezzo cetriolo, una manciata di spinaci a foglia, mezza mela, il succo di un'arancia, una banana e un po 'd'acqua. Anche così, sei ben fortificato e predisposto a mangiare sano per il resto della giornata.

2.3 Cinque piccoli pasti al giorno

Molti di noi hanno imparato a casa che si mangia tre volte al giorno: colazione, pranzo e cena.

Invece, mangiamo sei o sette volte al giorno, perché il tempo che intercorre tra i pasti è così lungo che dobbiamo colmarlo con snack e dolci. La tradizione dei tre pasti è più un fatto organizzativo che salutare. Al mattino e alla sera sei comunque a casa e puoi iniziare e finire la giornata con un pasto. E a mezzogiorno si ha solo bisogno di una piccola pausa per mangiare, se e quando, si ha troppa fame.

Tuttavia, è molto meglio per il tuo corpo se sente che c'è un'assunzione quasi ininterrotta di cibo. Capirà così di essere sempre ben curato e che non esiste alcun motivo per cui dover accumulare riserve.

Ciò non significa che dovresti mangiare senza sosta. Ma se distribuisci cinque pasti durante il giorno e riduci leggermente le porzioni di ognuno, il tuo metabolismo sarà ben occupato per tutto il giorno. E così non aumenterai nemmeno di peso.

È importante, ovviamente, che non ne prenda più del necessario. Quindi non dovresti prendere i tre pasti come al solito, altri due in più e continuare a fare merenda in mezzo. Invece, ti aiuta a fare colazione al mattino, una seconda colazione in tarda mattinata, un pranzo equilibrato a mezzogiorno, uno spuntino salutare nel pomeriggio e una piccola cena.

Un modo in cui questo può sembrare concreto sarebbe, ad esempio:

- Colazione ore 7: frullato verde (vedi paragrafo sulla colazione),
- seconda colazione ore 10: fiocchi d'avena con frutta,
- Pranzo ore 13:00: insalata,
- Merenda pomeridiana ore 16:00: yogurt con noci e miele,
- Cena ore 19:00: pasta integrale con salsa di pomodoro.

Vedi, seguendo questo esempio mangi qualcosa ogni tre ore e quindi non avrai mai fame. Il tuo corpo verrà rifornito di cibo in modo regolare, ma senza eccedere. Il tutto verrà direttamente digerito e non si formeranno accumuli di grasso. E tu non avrai improvvisi attacchi di fame!

2.4 Evitare lo zucchero

Lo zucchero è uno dei motivi principali per cui così tante persone nella società moderna sono sovrappeso. Perché lo zucchero non ha nessun valore nutritivo, ma molte calorie. È particolarmente facile convertirlo in grasso e la sua dolcezza ha un sapore così buono per noi.

Inoltre, lo zucchero fa aumentare il livello di zucchero nel sangue e fa sì che l'insulina venga rilasciata, però così il corpo non utilizzerà più le riserve di grasso, bensì le lascerà come sono o le aumenterà ulteriormente. Chi mangia troppo zucchero e non è un pratica regolarmente attività fisica, è sicuro di accumulare grasso in eccesso.

Dovresti quindi evitare lo zucchero il più possibile. I medici raccomandano di non consumare più di 25 grammi di zucchero al giorno. Può sembrare molto, ma è davvero molto poco. Perché lo zucchero è contenuto in quasi tutto ciò che mangiamo.

Molti alimenti pronti contengono molto zucchero industriale. È economico e rafforza il gusto, inoltre non ha grassi. Se vuoi fare a meno dello zucchero, dovresti ricorrere raramente a cibi pronti, ma comprali nel modo più naturale possibile e prepararli tu stesso.

Abituatevi a leggere le liste degli ingredienti di tutto il cibo che comprate. Spesso, non devi nemmeno controllare quanto zucchero ci sia dentro, perché gli ingredienti devono essere elencati in modo tale che l'ingrediente che conta di più venga prima. E cosa c'è di solito lì? Esattamente, zucchero. O sciroppo di glucosio, fruttosio, maltodestrina o siero di latte. Ci sono 70 nomi diversi per lo zucchero. Non devi conoscerli tutti, ma se non conosci il nome di un ingrediente, c'è una buona possibilità che preferiresti non sapere cos'è.

Se non puoi o non vuoi i dolci, abituati ai metodi naturali di dolcificazione. Il miele è meglio dello zucchero perché contiene almeno vitamine, ma neanche esso è da assumere in grandi quantità. La cannella e la vaniglia danno un sapore dolce e anche la frutta contiene molto zucchero, ma almeno è in combinazione con vitamine e fibre. Ad esempio, le banane contengono zucchero al 50%. Ecco perché sono così buone e ottimi per rimpiazzare lo zucchero in dolci o torte.

2.5 Ridurre l'alcol

Hai cambiato la tua dieta, ridotto lo zucchero e mangi molta più frutta e verdura? Questo è un motivo per festeggiare, quindi apriamo lo spumante! Ma fermati, sfortunatamente devo rallentarti un po' qui. Perché il consumo eccessivo di alcol non è solo malsano, ma va anche a nutrire il grasso addominale.

Una ragione è che l'alcol ha un sacco di calorie. Ad esempio, un litro di birra ha 460 calorie. È quasi un'intera barretta di cioccolato! Quindi, se esci e bevi cinque bottiglie di birra, assumi con esse più del tuo fabbisogno energetico giornaliero. Il vino ha ancora più calorie perché ha più alcol. Lo stesso vale, ovviamente, per i super alcolici.

L'alcol aumenta il grasso anche per un altro motivo. Come lo zucchero, fa aumentare la glicemia del sangue, che porta al desiderio di cibo e così nessun grasso verrà bruciato. Quindi, se hai bevuto abbastanza, potrai facilmente cadere nelle tentazioni e mangiare qualcosa di non salutare. Naturalmente, questo lo noterai sulla bilancia e sui fianchi il giorno successivo.

Se ti piace brindare con gli amici la sera e non vuoi rinunciare completamente all'alcol, prova a bere qualcosa di poco alcolico. Uno Spritz contiene metà delle calorie di un bicchiere di vino. Inoltre, assicurati di non mangiare facilmente cibo poco salutare, anche quando sei fuori.

2.6 Molte fibre

Le fibre sono il segreto da tenere sempre a mente quando si tratta di eliminare definitivamente il grasso addominale. Perché esse danno senso di sazietà molto più a lungo e non fanno ingrassare. Ecco tutte le informazioni che ti servono sulle fibre:

Innanzitutto, cosa sono le fibre?

Il nome "fibra" inizialmente suona male, sembra qualcosa di troppo sano e senza gusto, non adatto al nostro corpo. In effetti è così: il nostro corpo non può utilizzare nessuna parte di essa. Viene espulsa senza essere digerita.

Ma non sono assolutamente inutili, perché aiutano la digestione e ti rendono sazio anche per tutto il giorno.

Ci sono due tipi di fibre: fibre solubili, che aumentano il loro volume a contatto con i liquidi. Il tuo stomaco rimane pieno e non avrai più fame. Le fibre insolubili aiutano la digestione, contribuendo a rendere il cibo meglio "trasportabile" attraverso gli organi digestivi. Entrambi si assicurano che si mangi troppo e che tutto ciò che viene ingerito, venga anche ben digerito e non finisca sui fianchi.

Quali alimenti contengono molte fibre?

La fibra solubile si trova in:

- cereali,
- legumi,
- molta frutta e verdura,
- riso integrale

Le fibre insolubile si trovano principalmente nella buccia di frutta e verdura e nei cereali integrali. Soprattutto a colazione, è importante assumere abbastanza fibre. Questo ti lascerà sazio e ben preparato per la giornata.

2.7 Più tardi la cena, più grasso addominale

La cena è l'esatto opposto della colazione, e non solo perché è alla fine della giornata. Mentre al mattino stai gettando le basi per la giornata e dovresti essere abbastanza energico per essere in forma per la giornata, di solito dopo cena non c'è attività fisica. Di conseguenza, dovresti rimanere più leggero durante la cena.

Soprattutto quando mangi molto tardi, il tuo corpo non riuscirà a digerire tutto prima che tu vada a dormire. L'energia non verrà più bruciata, ma messa da parte per periodi successivi, esattamente, sotto forma di grasso. Se mangi molto e poi guardi la TV o vai a dormire, dici al tuo corpo che non hai davvero bisogno di quell'energia, o almeno non immediatamente.

Un altro effetto di una sontuosa cena è che sarai ancora più affamato la mattina dopo. Gli scienziati non sono ancora d'accordo su questo, ma probabilmente avete già notato di essere stati particolarmente affamati la mattina dopo una cena durante le festività. Quindi, con una sontuosa cena si darà inizio ad un circolo vizioso, dove, il mattino seguente, sarai ancora molto affamato.

Per evitare ciò, non dovresti mangiare dopo le 20:00. Quando la tua cena inizia alle 19:00, hai un sacco di tempo per mangiare in pace e poi bruciare una grande parte dell'energia. Perché ovviamente la tua cena non dovrebbe essere un menù di 4 portate.

Se sei abituato a mangiare tardi, puoi provare ad avvicinarti gradualmente ad un orario più adatto al tuo corpo. Sarebbe perfetto se tu riuscissi, in una settimana, a cenare un'ora prima del solito. Sarebbero circa dieci minuti prima al giorno, cosicché il tuo corpo noterà a malapena il cambiamento. Ma per te, questo significherà bruciare molto meglio l'energia che assumi e non permetterai che vada a depositarsi direttamente su pancia e fianchi.

2.8 Vitamine e minerali

Ci sono così tante cose da considerare nella propria dieta che quasi nessuno calcola se vengono assunte abbastanza vitamine e minerali. Molti di noi hanno qualche carenza. Questo diventa ancora più accentuato se, ad esempio, sei vegetariano o vegano o devi rinunciare a certo alimenti a causa di un'allergia alimentare.

Le vitamine aiutano a mantenere il corpo in forma e a stimolare la digestione. In particolare, la vitamina C, che si trova nella frutta e nella verdura fresca, supporta anche il tessuto connettivo e aiuta a sembrare più snelli.

Inoltre, se si mangiano troppe poche vitamine, il corpo ne percepisce la carenza e lo esprime attraverso la fame. Se non hai a portata di mano un alimento ricco di vitamine, raggiungi automaticamente le cose poco salutari. Le voglie che ti fanno tornare alle vecchie abitudini alimentari possono anche essere causate da carenze vitaminiche.

La questione dell'assunzione di vitamine, sotto forma di integratori alimentari, ha opinioni molto contrastanti tra di loro. Una cosa è chiara: ottenere vitamine e minerali dall'alimentazione è più facile per l'organismo da digerire e quindi più sano rispetto all'ingerire compresse. Tuttavia, se non riesci ad ottenere abbastanza vitamine dalla tua dieta, le compresse possono aiutare. Quindi, se non sei sicuro di avere carenze vitaminiche, è meglio chiedere consiglio al medico o ad un farmacista e, in caso, assumere un multivitaminico.

Altrimenti, il miglior rimedio per qualsiasi mancanza è mangiare tanta frutta e verdura fresca, di stagione e quante più varietà possibili. Così sarai sempre ben nutrito. Se non riesci a mangiare frutta e verdura, anche bere aiuta (vedi i consigli per il frullato nel paragrafo della colazione). Con i frullati si ottengono vitamine, minerali e fibre, perché si frulla sempre anche la buccia di brutta e verdura. Ti riempiono e hanno un sapore delizioso, quindi sono molto meglio di qualsiasi integratore.

2.9 Il grasso non è lo stesso del grasso

Si dice che "il grasso crea grasso". Questo non è vero, perché al giorno d'oggi sappiamo che il corpo ha bisogno di grasso per vivere e che essi a volte sono molto importanti. Tuttavia, ci sono grassi sani e grassi dannosi.

I grassi sani sono i più naturali possibili, ovvero i grassi vegetali. Puoi trovarli nelle noci o nell'avocado, per esempio. Non ti faranno ingrassare, bensì ti aiuteranno persino a liberarti del grasso addominale. Il grasso non ti fa ingrassare, ma ti sazia. Con una manciata di noci, ti sentirai pieno come con una porzione di patatine fritte, ma con un numero significativamente limitato di calorie. E sono più sani perché contengono vitamine, minerali e proteine.

Dovresti evitare grassi dannosi, come quelli contenuti nella carne grassa, nei fritti o nelle patatine confezionate. Si trovano principalmente in alimenti che non sono molto sani, quindi è possibile ottenere un doppio effetto positivo rinunciando a questi.

2.10 Bevi abbastanza

Se non assumi abbastanza liquidi, hai di fronte un'altra cause del tuo grasso addominale. Il tuo corpo non può esprimere sempre se hai fame o sete. Se non bevi abbastanza, sentirai una carenza e potresti mangiare per abitudine, anche se in realtà hai sete. Un altro segno che ti dimostra che stai bevendo troppo poco è avere frequentemente mal di testa o mal di gola.

È meglio bere almeno tre litri al giorno, sia acqua che tè non zuccherato. Entrambi ti riempiono lo stomaco, ti danno una sensazione di sazietà e danno anche al tuo corpo il liquido di cui ha bisogno, perché l'acqua è ancora più importante del cibo per il nostro corpo.

Se hai problemi a bere regolarmente, è meglio mettere sempre un bicchiere d'acqua sulla tua scrivania. Puoi anche impostare sul tuo telefono una sveglia per ricordarti di bere qualcosa ogni venti minuti. E porta sempre con te una bottiglia d'acqua quando esci di casa. Farlo con una certa regolarità, farà abituare ad assumere abbastanza liquidi.

Capitolo 3: Come portare il movimento nella tua quotidianità

3.1 Perché l'esercizio è importante

Soprattutto se lotti contro il grasso da un po', potresti far parte anche tu di quelli che evitano l'esercizio fisico. Lo sport a scuola non è mai stato divertente, richiede troppo sforzo e il senso del successo rimane lontano. Inoltre, come dice il capitolo 2, è più utile distribuire meglio i pasti. Perché le calorie che bruci con lo sport, poi le reintroduci mangiando. Quindi perché fare tutto quello sforzo?

Anche se lo sport non è per tutti, ci sono molte ragioni che parlano a suo favore. E non deve per forza essere una maratona, se vuoi portare più esercizio nella tua vita. Anche i piccoli sforzi danno grandi risultati. Nei seguenti capitoli imparerai come funziona. Ma ecco i motivi per portare più esercizio nella tua vita.

Motivo 1: il nostro corpo è predisposto all'esercizio fisico.

Il nostro corpo è progettato per correre, arrampicarsi, combattere e trasportare carichi. Poiché non lo facciamo più al giorno d'oggi, lo sport simula questo movimento. Quando inizi a farlo regolarmente, il tuo corpo desidera sempre più esercizio.

Motivo 2: un corpo in forma consuma più energia.

Se hai più muscoli, l'energia viene utilizzata di più, anche con il minimo movimento. Ogni passo di una gamba muscolosa consuma più calorie di una gamba debole. Anche mentre dormi, il tuo metabolismo basale aumenta quando sei ben allenato.

Motivo 3: solo l'esercizio fisico può modellare il corpo.

Se mangi di meno, puoi perdere peso e liberarti del grasso in eccesso. Puoi modellare il tuo corpo solo allenandoti. Lo sport rende il tessuto connettivo più solido, cambia la postura, ti senti e sembri più snello.

Motivo 4: C'è qualcosa per tutti.

Ci sono così tanti sport, che ognuno troverà il più adatto a sé. Non deve essere per forza la palestra o la piscina. Puoi praticare anche sport di squadra. Puoi giocare a calcio come arrampicarti, andare in bicicletta o tirare con l'arco. Il tuo corpo ti ringrazierà.

Motivo 5: l'esercizio ti rende felice.

Durante lo sport vengon rilasciate endorfine. Questi sono ormoni felici, e dopo lo sforzo fisico in realtà ti sentirai un po' come se fossi innamorato. E questo è l'incentivo perfetto per il prossimo allenamento, anche quando è estenuante.

3.2 Piccoli cambiamenti possono fare una grande differenza

Passare da 0 a 100 in un attimo non è cosi facie, e tantomeno utile, perché il successo di solito fallisce in poco tempo. Hai mai deciso di allenarti per un'ora ogni giorno "da ora in poi", e di continuare così per qualche giorno, settimana o mesi? E come è finito tutto?

Quando ci prefissiamo troppo, di solito facciamo l'opposto di ciò che vogliamo raggiungere. Vuoi liberarti del grasso addominale, sei molto motivato a fare sport ogni giorno, ti iscrivi in palestra e vai per una settimana. Poi di solito accade qualcosa: ti ammali. Un'amica compie gli anni. Ti fa male una gamba. O semplicemente non hai voglia. E quindi non vai. Allora il tuo piano completo per fare sport ogni giorno fallisce. In altre parole: non ha più senso andare avanti. Sei frustrato e, nel peggiore dei casi, non sta solo mettendo a rischio il tuo piano di esercizio fisico, ma l'intero progetto di combattere il grasso addominale.

Quindi è importante che ti avvicini a certi cambiamenti in modo graduale, in modo tale da risparmiare inutili frustrazioni. Il modo migliore per farlo è definire obiettivi realistici. Nessuno si allena ogni giorno...anche gli atleti professionisti fanno delle pause. Questo è ciò di cui il corpo ha bisogno. E, naturalmente, la tua vita non cambia da un giorno all'altro, ma i cambiamenti avvengono a poco a poco.

Invece di voler provare tutti gli sport possibili, è meglio iniziare inserendo più esercizio nella tua routine. Ad esempio, un buon obiettivo sarebbe quello di andare a piedi o in bicicletta ogni giorno in un posto in cui altrimenti non andresti. Ad esempio, puoi andare al lavoro in bicicletta. O prendere le scale, invece di usare l'ascensore. O camminare fino alla stazione ferroviaria. Probabilmente penserai a molte altre cose quando studierai la tua normale routine. E il bello di un obiettivo così ampio è che se, ad esempio, piove al mattino e non puoi prendere la bici, potrai salirai le scale più tardi. Una piccola battuta d'arresto non significa che non hai raggiunto il obiettivo giornaliero.

In questo modo, puoi gradualmente portare più movimento nella tua quotidianità. E più snello e agile diventerai, più facili ti sembreranno questi semplici passi.

3.3 Inizia a casa

L e palestre sono fantastiche. Ci sono i dispositivi più moderni per fare allenamenti cardio e allenare tutti i gruppi muscolari. Puoi fare sport con qualsiasi condizione climatica e fare una doccia ed essere pronto per uscire. Trovi staff ben istruiti che possono rispondere a tutte le tue domande e aiutarti nella giusta formazione. Hai una vasta scelta di corsi sportivi. E consoceresti altre persone che amano allenarsi. Quindi c'è molto a favore di una palestra.

Sia per i principianti che per coloro che tornano dopo qualche anno, le palestre hanno un grande potenziale di frustrazione. Perché ci si allena con molte persone attorno ed è molto semplice paragonarsi a qualcuno con un aspetto fisico decisamente migliore del tuo. Se hai appena cominciato e ti paragoni a loro, ti sembrerà di essere un perdente. E se rimani a casa, ti senti doppiamente colpevole perché hai speso un sacco di soldi. Ciò rovinerà ancora di più la tua passione per lo sport.

Quindi, prima di iscriverti in palestra, dovresti iniziare a praticare sport a casa. Perché ci sono molti modi per allenarsi. Hai già imparato nell'ultimo capitolo come portare più esercizio nella tua vita quotidiana. In aggiunti, ti diamo qui altri consigli:

- Ginnastica: alcuni esercizi (push-up, squat) che conosci sicuramente dai tempi della scuola e che, con pochi minuti al giorno, ti danno già un ottimo punto di partenza.

- Yoga: ci sono molti video didattici su Internet che ti permettono di fare facilmente yoga anche da casa.
- Ballare: un po' di musica e puoi saltellare per la stanza a tempo. Non solo brucia molte calorie, ma è anche simpatico e divertente.
- Attrezzi: un dispositivo per l'allenamento (tapis roulant, stepper, cyclette, ecc.) deve essere acquistato solo se si è sicuri che poi lo si utilizzerà. Infatti, se ti piace davvero allenarti con un dispositivo specifico, può valerne la pena acquistarlo. Si risparmierà un sacco di tempo, senza dover raggiungere la palestra, è possibile allenarsi in qualsiasi momento del giorno o della notte e con un uso sufficientemente lungo si noteranno i tuoi miglioramenti.

Naturalmente, puoi anche allenarti all'aperto, ad esempio camminando, correndo o andando in bicicletta. Anche la piscina ti sarà molto d'aiuto nella tua lotta contro il grasso addominale.

3.4 Ogni passo conta

Il modo più semplice per muoversi di più è sicuramente camminare. Sembra banale, ma è spaventoso come solo pochissime persone camminino regolarmente. È così facile prendere la macchina o il treno, anche se si può andare nello stesso posto semplicemente camminando. E spesso ci si giustifica dicendo che lo si fa per risparmiare tempo.

Sì, in auto sei arrivi ovunque più velocemente che a piedi. Ma tu non risparmi tempo per poi fare qualcos'altro di utile, ma semplicemente pianifichi fin dall'inizio meno tempo per la strada per poi stressarti in qualche altro modo, indipendentemente dal fatto che tu prenda la macchina o vada.

Oltre al movimento in se, camminare significa anche concentrarsi completamente su se stessi. Nel primo capitolo, hai letto che lo stress ti fa anche prendere peso, così, prendendoti delle "pause di riflessione" andando in giro a piedi, lo sfiderai.

Nel frattempo, ogni cellulare ha un contapassi incorporato o è possibile scaricare un'app. Ci sono anche dei pedometri molto economici che sembrano orologi. Con esso potrai misurare esattamente quanti passi fai ogni giorno, per poi lentamente aumentarli.

Prova a camminare almeno 10.000 passi al giorno. Funziona molto bene, ma non è affatto pesante o troppo difficile da raggiungere. Ad esempio, in ufficio puoi andare di persone da un tuo collega invece di chiamarlo. Oppure fai una piccola passeggiata intorno all'isolato durante la pausa.

Se davvero al momento non cammini molto, inizia con un obiettivo più basso. Ad esempio, inizia con 5.000 passi al giorno, ma cerca di aumentarli di 200 passi ogni giorno. In meno di un mese sarai pronto a fare 10.000 passi al giorno.

Capitolo 4: Alimenti che aiutano a bruciare i grassi

I tuoi nuovi migliori amici

Ci sono cibi che non dovresti mangiare se vuoi perdere peso e li hai conosciuti nel capitolo sulle abitudini alimentari. Ma ci sono anche cibi che ti aiutano a sbarazzarti del grasso in eccesso. La composizione di questi alimenti stimola il metabolismo, ti rende sazio a lungo e quindi ti fa perdere peso più velocemente. Quindi puoi mangiare i seguenti alimenti avendo la coscienza pulita.

4.1 Avocado

Gli avocado non sono ancora così popolari. Ricco di vitamine e grassi sani, ti aiuta a rimanere sano e sazio a lungo. L'acido linoleico (un acido grasso insaturo) presente nell'avocado che stimola attivamente la combustione dei grassi nel fegato. Sfortunatamente, lo stesso avocado ha un numero relativamente elevato di calorie, quindi è meglio se combinato con cibi a basso contenuto di grassi. Ecco degli esempi per come mangiarlo:

- In un frullatato,
- nell'insalata,
- sul pane tostato (delizioso con hummus, sale e pepe oppure dei pomodorini)
- semplicemente per un cucchiaio.

La tua immaginazione non conosce confini con gli avocado.

4.2 Broccoli

I broccoli non sono solo ben reperibili durante quasi tutto l'anno, ma aiutano anche a sbarazzarsi del grasso della pancia. Le molte vitamine e minerali contenuti nei broccoli aiutano il corpo ad abbattere il grasso. Essi hanno pochissime calorie quindi non devi stare attento a quanti ne mangi. L'alta quantità di fibre ti fa sentire sazio per molto tempo. Si dice che i broccoli aiutino a prevenire il cancro.

Puoi cucinare bene i broccoli e servirli con una salsa. Dovresti fare attenzione, tuttavia, che la salsa non rovini tutto perché contiene troppe calorie. Puoi anche preparare una casseruola di verdure con pasta o riso integrale. Per di più, non devi gettare via il gambo dei broccoli, ma cucinalo bene e frullalo per una zuppa.

4.3 Insalata

L'insalata è sempre un buon consiglio quando si tratta di perdere peso. È versatile, gustosa e la maggior parte degli ingredienti non ha praticamente calorie. Aggiungendo delle verdure si ottengono un sacco di fibre e anche l'insalata è ricca di vitamine e minerali. Pertanto, può anche accelerare attivamente la combustione dei grassi.

Se decidi di mangiare più insalata d'ora in poi, sicuramente aiuterai il tuo desiderio di liberarti del grasso addominale ad avverarsi. È particolarmente consigliato mangiare l'insalata la sera, perché automaticamente mangi di meno. Naturalmente, anche l'ora di pranzo è una buona alternativa se hai poco tempo a disposizione. Un altro vantaggio è che puoi portarla con te da casa e avere così controllo su ciò che mangi.

Quando acquisti un'insalata già pronta, assicurati di non usare condimenti zuccherini e ipercalorici, perché possono rovinare tutto. Basta prendere un cucchiaio d'olio e qualche goccia di aceto o di limone per aggiungere sapore alla tua insalata e assorbire meglio le vitamine liposolubili.

4.4 Peperoni

I peperoni hanno un contenuto di vitamina C particolarmente elevato e quindi aiutano il corpo a liberarsi del grasso in eccesso. Inoltre, in particolare il peperone rosso ha un sapore leggermente dolce, il che è una buona ragione per non evitarlo.

I peperoni hanno un ottimo sapore anche crudi. Si può anche aromatizzare con una salsa, ad esempio con panna acida o yogurt, senape e un po 'di miele. Questo ortaggio è ottimo da mangiare anche durante il pomeriggio come spuntino. Ti riempie di fibre e, visto che devi masticarlo bene, di aiuterà a far agire gli acidi dello stomaco più velocemente.

Puoi anche usare i peperoni per fare zuppa, ad esempio aggiungendo dei pomodori e un po' di latte di cocco.

4.5 Pompelmi

———

I pompelmi sono delle vere e proprie bombe di vitamina C. I frutti aspri aiutano ad accelerare la digestione dei grassi nel corpo e non dovrebbero mai mancare nella tua lista della spesa.

Se i frutti sono troppo aspri per te, c'è un rimedio. Ma non dovresti assolutamente cospargerli di zucchero, perché esso non è salutare e aumenta il rilascio di insulina, che ti darà una continua sensazione di fame.

Se da solo è un po' troppo acido per te, puoi spremerlo e mescolarlo con arance o mele. Questo ti darà un succo deliziosamente fresco per iniziare bene la tua giornata. Anche il pompelmo sta molto bene nel frullato.

4.6 Avena

L'avena è ricca di fibre e aiuta a bruciare i grassi più velocemente grazie alle sue vitamine e minerali. È anche molto versatile e puoi mangiarla in modo diverso ogni giorno.

I modi per preparare l'avena includono:

- un porridge con frutta. Basta mescolare farina d'avena, una tazza di latte magro o vegetale con un po' di acqua, portare ad ebollizione e, una volta raffreddata, guarnire con della frutta(ad esempio banane con una spruzzatina di cannella).
- nel Müsli ,
- nel pane,
- nei biscotti. Una ricetta di biscotti molto semplice: mescolare una tazza di farina d'avena con una banana schiacciata, mescolare e con le mani preparare dei biscottini tondi e infornare per dieci minuti.

L'avena non è solo molto versatile, ma anche estremamente economica e duratura. Questo è particolarmente utile per coloro che non hanno molto tempo per cucinare e fare la spesa.

4.7 Noci

Le noci hanno avuto un periodo difficile per molto tempo, perché reputate troppo ricche di grassi. Ma i grassi contenuti in esse sono sani, ti mantengono sazio e aiutano il tuo corpo ad evitare di accumulare grasso in eccesso. Poiché possono essere trasportati e porzionati perfettamente, sono particolarmente adatti come snack pomeridiano. Le noci possono anche essere usate in modi diverso:

- preparando un arrosto di noci (particolarmente interessante per vegetariani e vegani),
- nell'insalata,
- cucinate con delle verdure e del riso.

Con le noci hai una selezione davvero molto ampia. Noci, nocciole, ma anche mandorle e anacardi sono molto salutari e aiutano a combattere il grasso addominale. Anche un mix di frutta secca con noci è ottimo come spuntino, ma bisogna fare un po' di attenzione con i frutti, perché il contenuto di zucchero è particolarmente alto.

Capitolo 5: Trucchi per accelerare la combustione dei grassi

5.1 Tè e company

Ci sono un bel po' di bevande e tè che aiutano a snellire il corpo. Non dovresti comprare integratori costosi, prendi semplicemente quello che trovi in ogni supermercato.

Il tè verde non è solo rinvigorente, ma stimola anche il tuo metabolismo. Con esso puoi accelerare attivamente la combustione del grasso e assicurarti di bere sempre abbastanza.

Molto utile per eliminare i grassi è anche lo zenzero. Puoi facilmente preparare il tuo tè allo zenzero tagliando un pezzo di zenzero a fette, mettendolo sul uno stuzzicadenti e dopo aver aggiunto acqua bollente, lasciarlo in infusione fino a quando non raggiungerà la giusta temperatura per berlo. Importante: non aggiungere zucchero al tè o rovinerai l'effetto. Se vuoi un po' più di sapore, aggiungi succo di limone, cannella o vaniglia, che è anche leggermente dolce, ma non aumenta il livello di zucchero nel sangue.

5.2 Massaggi

Alcuni tipi di massaggi sono molto utili per bruciare i grassi e snellire il corpo. Inoltre, questi massaggi aiutano a rafforzare il tessuto connettivo e quindi a dare al tuo corpo una forma piacevole. Sembrerai più snello, anche senza aver perso peso.

Per un massaggio all'addome hai bisogno di un olio. Ci sono oli specifici, ma lo puoi usare anche un semplice olio per bambini. È meglio assicurarsi di avere un lenzuolo o un asciugamano che può sporcarsi, altrimenti potresti rovinare le tue lenzuola preferite. Versare un po' d'olio sul palmo della mano e massaggiare delicatamente l'olio in senso orario sulla pancia.

Importante: se hai malattie agli organi o sei incinta, non dovresti fare i massaggi da solo.

5.3 Sauna

La sudorazione pulisce i pori e stimola il metabolismo. I percorsi di sauna fatti regolarmente ti aiuteranno a bruciare il grasso più velocemente e ottenere una bella pancia sottile.

Sarebbe ottimo andare alla Spa ogni due settimane o tre settimane e fare circa tre volte i percorsi, con pause intermedie. Se non sei mai stato in una sauna, è meglio iniziare lentamente e entrare solo 15 minuti in una sauna con la più bassa temperatura. Se hai problemi con la circolazione, ad esempio se ti gira la testa, dovresti immediatamente uscire ,sdraiarti e aspettare finché non ti senti meglio. I percorsi di sauna non sono per tutti, ma se le fai bene, ti aiuteranno a bruciare il grasso.

Se hai problemi cardiaci cronici, consulta prima il tuo medico.

A proposito, sarebbe meglio fare dei bagni ghiacciati tra una sauna e la successiva: questo stimolerà la circolazione e naturalmente aiuterà anche il metabolismo.

5.4 Sole

La luce solare aiuta nella produzione della vitamina D, di cui il nostro corpo ha disperatamente bisogno ma che non può produrre da solo. Aiuta contro la depressione, riduce lo stress e può anche migliorare il metabolismo. Inoltre, il calore fa bene al tuo corpo. Pertanto, quando possibile, dovresti uscire alla luce del sole. È meglio combinare le tue uscite con un po 'di esercizio fisico, in modo da avere un doppio effetto brucia grassi. Ma sdraiarsi al sole fa sentire più che rilassati. Sei più felice, più rilassato e non hai motivo di mangiare cibo pieno di grassi.

5.5 Impacchi

Le pellicola non solo mantiene fresca la tua insalata, ma ti aiuta anche a snellire la tua pancia. Gli impacchi nei posti giusti aumentano la combustione dei grassi e ti aiutano ad arrivare più velocemente al tuo obiettivo.

Per questo dovresti prima strofinare la pancia con un olio o una crema e poi avvolgerti con una pellicola ben aderente, facendo diversi strati. Certo, non devi sicuramente bloccare la circolazione, ma non dovrebbe passare nulla sotto l'involucro.

Lascia l'involucro per circa mezz'ora sul corpo, prima di rimuoverlo attentamente e di ripulire la pancia dal resto della crema. Otterrai cosi una restrizione del tessuto connettivo che ti aiuterà nella tua lotta contro il grasso in eccesso.

5.6 Contabilità

La contabilità è noiosa, ma non ti chiediamo di diventare un contabile qui. Però, un fattore importante per bruciare i grassi è anche che sapere da dove otteniamo il nostro grasso, quali comportamenti sbagliati abbiamo. Devi pesarti regolarmente, misurare la vita e controllare ciò che mangi e quando ti muovi. Da questi numeri, potrai quindi tenere sotto controllo te stesso, capire dove devi migliorare il tuo comportamento e dove, invece, stai facendo esattamente tutto come dovrebbe essere.

Nel prossimo capitolo, come bonus, riceverai un piano d'azione di 14 giorni in cui imparerai a tenere tutto sotto controllo. In sole due settimane, sfrutterai tutti i consigli salutari che hai imparato fino ad ora in questo libro.

Bonus: il tuo piano d'azione di 14 giorni
Prima di iniziare

———

In modo che tu non impari solo la teoria, ma inizi direttamente a bruciare il grasso addominale, ottieni come bonus questo piano d'azione di 14 giorni. Questo ti permetterà di iniziare a cambiare la tua vita passo dopo passo nelle prossime due settimane. Ogni giorno ha tra i tre componenti: sarai consapevole dei tuoi comportamenti, che trascriverai in un libro e la sera, con l'aiuto di domande, rifletterai su di essi; ogni giorni imparerai una nuova sana abitudine alimentare e il suo mantenimento; porterai un po' più di movimento nella tua vita. Nella prima settimana, ciò avverrà aumentando gradualmente il numero di passi giornalieri fino a 10.000, nella seconda settimana integrando l'attività fisica nella vita di tutti i giorni.

Hai bisogno di alcune cose per iniziare subito con questo percorso, ma sicuramente avrai tutto a casa:

- un bloc-notes, che dovrai mantenere aggiornato,
- una bilancia,
- un metro a nastro,
- un contapassi (ad esempio nel telefono cellulare),
- la determinazione per migliorare la tua vita in 14 giorni.

FITNESS MASTER ACADEMY

Se hai tutto questo, puoi iniziare subito!

84

1 ° giorno: Prima di tutto una panoramica

Il tuo primo giorno serve solo a darti una panoramica di dove ti trovi. Salire sulle bilancia al mattino e prendere nota del proprio peso. Lo farai ogni mattina d'ora in poi.

Le opinioni su come pesarsi sono divergenti. Il peso non corrisponde direttamente ad eventuali cambiamenti nel tuo comportamento. A volte aumenta, anche se segui una dieta molto salutare. La perdita d'acqua può portare alla perdita di peso, il aumentando la muscolatura aumenta anche il peso, perché i muscoli sono più pesanti del grasso. Tuttavia, ti aiuta ad avere una certa consapevolezza sul tuo peso, se ti pesi ogni giorno. Imparerai che il tuo peso, all'interno di un certo intervallo, è giusto e se lo superi, puoi agire immediatamente.

Successivamente, misura la vita e la annotala sul tuo diario. Dato che vuoi perdere il grasso della pancia, questa è la tuo indice più importante. Anche qui, però, possono verificarsi fluttuazioni. Quando aumentano i i muscoli, si trovano inizialmente sotto il grasso della pancia e fanno espandere la vita. Una volta che il grasso se ne sarà andato, perderai anche quei centimetri di troppo. La circonferenza della pancia va misurata solo tre volte nel corso delle due settimane.

Oggi dovresti mangiare tutto il giorno come hai sempre fatto e muoverti come sempre nella tua routine. Devi prima prendere nota del tuo comportamento di routine, cioè quello che dovrai modificare, ma prima cercherai e capirai così i tuoi errori. L'unica differenza è che scrivi tutto ciò che mangi. Inoltre, dovrai prendere nota anche di quando fai sport e alla sera scrivi sempre il numero di passi che hai fatto.

Ogni sera ricordati di scrivere i dati giornalieri. Chiediti e rispondi alle domande nel tuo diario:

- Quanti pasti hai fatto?
- Quante volte e ogni quanto hai mangiato degli snack?
- Quanto ti sei mosso?
- Quanti passi hai fatto?

A partire da domani, lo utilizzerai come base per cambiare gradualmente il tuo comportamento e liberarti del grasso addominale.

2 ° giorno: Fissare gli obiettivi

Oggi iniziamo stabilendo obiettivi che dovresti raggiungere per snellire la tua figura. Ogni giorno vengono aggiunti nuovi obiettivi. Ovviamente dovresti mantenere sempre ciò che hai già raggiunto il giorno prima.

I tuoi obiettivi per oggi:

- Di cosa devi prendere nota:
- Abitudini alimentari: bere almeno tre litri di acqua o tè non zuccherato. Questo ti renderà meno affamato e mangerei automaticamente dimeno.
- Movimento: fai almeno 5.000 passi.

Domande a cui rispondere:

- Al mattino: il tuo peso
- Durante il giorno: tutto ciò che hai mangiato, tutte le attività sportive
- Alla sera: il numero dei tuoi passi

- Cos'hai trovato difficile oggi?
- Che cosa è stato molto facile per te, anche se non te l'aspettavi?

3° giorno: La colazione è il pasto più importante della giornata

Nel secondo capitolo hai letto che la colazione è una base importante per te. Pertanto, dovresti prestare particolare attenzione a questo pasto oggi e prepararti una colazione davvero salutare. Puoi trovare alcuni suggerimenti nel suddetto capitolo.

I tuoi obiettivi per oggi:

Cosa scrivi oggi:

- Abitudini alimentari: mangiare una colazione sana e ricca di fibre.
- Movimento: fai almeno 6.000 passi.

Domande a cui rispondere:

- Al mattino: il tuo peso
- Durante il giorno: tutto ciò che hai mangiato, tutte le attività sportive
- Alla sera: il numero dei tuoi passi

- Hai notato una differenza nella tua fame dopo aver mangiato una sana colazione?
- Ti accorgi che le tue abitudini di movimento cambiano se vuoi fare più passi?

4° giorno: La serata rimane libera

No, non è come pensi tu. Ieri hai iniziato la giornata in modo salutare, oggi la finirai così. Dopo le 20 non dovresti mangiare più nulla. Se hai fame, puoi ovviamente bere qualcosa. Il tè non zuccherato calma lo stomaco e allevia la fame. E, naturalmente, gli obiettivi dei giorni precedenti continueranno!

I tuoi obiettivi per oggi:

Cosa scrivi oggi:

- Abitudini alimentari: non mangiare dopo le 20:00.
- Movimento: fai almeno 7000 passi.

Domande a cui rispondere:

- Al mattino: il tuo peso
- Durante il giorno: tutto ciò che hai mangiato, tutte le attività sportive
- Alla sera: il numero dei tuoi passi

- Come va con le nuove abitudine alimentari al mattino e alla sera?
- Hai sviluppato strategie per controllare meglio la tua fame?

5° giorno: Cibo sano

In questo libro hai imparato molto su quali cibi sono particolarmente salutari. Ora dovresti integrarli pezzo per pezzo nella tua dieta. Orientati sui cibi elencati nel capitolo 4. Avrai bisogno di almeno uno di questi per la tua cena oggi - che, ovviamente, non avverrà dopo le 20:00.

I tuoi obiettivi per oggi:

Cosa scrivi oggi:

- Abitudini alimentari : integra uno dei cibi nel capitolo 4 nella tua cena.
- Movimento: fai almeno 8.000 passi.

Domande a cui rispondere:

- Al mattino: il tuo peso
- Durante il giorno: tutto ciò che hai mangiato, tutte le attività sportive
- Alla sera: il numero dei tuoi passi

- La tua cena è stata molto diversa da quelle abituali?
- Quale nuovo alimento salutare hai inserito nella tua cena e perché l'hai scelto?

6° giorno: Oggi qualcosa di speciale

Non solo il cibo e l'esercizio fisico aiutano a bruciare i grassi. Nel capitolo 5, hai avuto modo di conoscere altri modi per liberarti del grasso della pancia. Oggi ne userai uno.

I tuoi obiettivi per oggi:

Cosa scrivi oggi:

- Compito speciale: fai un massaggio addominale oggi per rafforzare il tuo tessuto connettivo.

- Movimento: fai almeno 9000 passi.

Domande a cui rispondere:

- Al mattino: il tuo peso

- Durante il giorno: tutto ciò che hai mangiato, tutte le attività sportive

- Alla sera: il numero dei tuoi passi

- Hai notato una differenza sul tuo tessuto connettivo dopo il massaggio?

- È stato difficile raggiungere il numero di passi?

7° giorno: Tempo di un bilancio di metà percorso!

Complimenti! Sei rimasto sulla buona strada per sbarazzarti del tuo grasso in eccesso per una settimana. È tempo di fare il punto. Certo che hai ancora degli obiettivi oggi. Oggi dovresti conoscere i frullati, se non li conosci ancora.Gli smoothie alla frutta sono buoni, sani e saziano a lungo. Soprattutto i frullati verdi hanno un sacco di vitamine e fibre. Puoi provarne uno oggi! Se non disponi di un frullatore (è possibile farlo anche con un mixer ad immersione), è anche possibile utilizzare un frullato acquistato. L'importante è che non sia stato aggiunto zucchero, quindi meglio se ne bevi uno appena preparato in un bar.

I tuoi obiettivi per oggi:

Cosa scrivi oggi:

- Abitudini alimentari: bere un frullato.

- Movimento: fai almeno 10.000 passi.

Domande a cui rispondere:

- Al mattino: il tuo peso, la circonferenza della pancia

- Durante il giorno: tutto ciò che hai mangiato, tutte le attività sportive

- Alla sera: il numero dei tuoi passi

- Hai a che fare con il senso di fame?

- Quanto bene hai integrato i cambiamenti nella tua vita di tutti i giorni?

- Quali sono le tue aspettative per la seconda settimana?

8° giorno: Cinque volte al giorno

Dopo aver apportato lievi modifiche alle tue abitudini alimentari nell'ultima settimana, ora dovresti imparare a mangiare mantenendo delle strutture fisse. Questo inizia con il non fare più spuntini quando capita, ma invece dovrai fare cinque piccoli pasti al giorno, come descritto nel secondo capitolo.

I tuoi obiettivi per oggi:

Cosa scrivi oggi:

- Abitudini alimentari: fare cinque piccoli pasti (vedi il capitolo due) e evitare di mangiare qualcosa di extra.

- Movimento: fai tre flessioni al mattino. Se lo trovi difficile, puoi fare le flessioni stando in piedi contro il muro.

Domande a cui risponder:

- Al mattino: il tuo peso

- Durante il giorno: tutto ciò che hai mangiato, tutte le attività sportive

- Alla sera: il numero dei tuoi passi

- Come ti sono sembrati i cinque pasti al giorno?

- Cosa è attualmente difficile per te?

- Cosa è facile invece?

9° giorno: Diventa un detective dello zucchero

Lo zucchero ha un sacco di calorie, crea ancora già fame e fa sì che le tue riserve di grasso non vengano distrutte. Pertanto, si dovrebbe evitare lo zucchero. Non dovrebbe essere superiore a 25 grammi al giorno e tutto è incluso, ad esempio, il lattosio nel latte. Oggi dovresti prestare particolare attenzione allo zucchero e ridurlo attivamente.

I tuoi obiettivi per oggi:

Cosa scrivi oggi:

- Abitudini alimentari: guarda il contenuto di zucchero di tutti gli alimenti che mangi. Non mangiare nulla che abbia più di 3 grammi di zucchero per 100 grammi.

- Movimento: al mattino, aumentare il numero di flessioni a cinque.

Domande a cui rispondere:

- Al mattino: il tuo peso

- Durante il giorno: tutto ciò che hai mangiato, tutte le attività sportive

- Alla sera: il numero dei tuoi passi

- Quali fonti di zucchero hai trovato oggi?

- Com'è andata la diminuzione dello zucchero?

10° giorno: L'insalata!

L'insalata è un tuttofare. È sana e versatile. E dovresti mangiarne un po' più spesso. Ad esempio, oggi, perché è uno dei tuoi obiettivi.

I tuoi obiettivi per oggi:

Cosa scrivi oggi:

- Abitudini alimentari: mangia un'insalata per pranzo oggi. Assicurati che anche il condimento sia salutare.

- Movimento: oggi prova a salire per almeno quattro piani a piedi.

Domande a cui rispondere:

- Al mattino: il tuo peso

- Durante il giorno: tutto ciò che hai mangiato, tutte le attività sportive

- Alla sera: il numero dei tuoi passi

- Com'è stato salire le scale per te?

- L'insalata ti ha saziato?

11° giorno: Lo sport non è sinonimo di suicidio

Oggi sarà l'inizio della tua carriera da atleta. Compra una bella tuta nuova e preparati per la tua prima maratona ... No, certo che no! Oggi dovresti considerare uno sport che hai sempre voluto provare. Aquagym? Andare a cavallo? Zumba? E poi provalo oggi! - o almeno fissa una data. Perché lo sport può essere divertente ed è esattamente quello che dovresti provare.

I tuoi obiettivi per oggi:

Cosa scrivi oggi:

- Abitudini alimentari: cerca di ottenere più fibre possibili nel tuo cibo di oggi. Nel capitolo 2 troverai alcuni suggerimenti.

- Movimento: scegli uno sport che hai sempre desiderato. Quindi fissa un appuntamento - preferibilmente oggi - per provarlo.

Domande a cui rispondere:

- Al mattino: il tuo peso

- Durante il giorno: tutto ciò che hai mangiato, tutte le attività sportive

FITNESS MASTER ACADEMY

- Alla sera: il numero dei tuoi passi

- Perché hai scelto esattamente quel determinato sport?

- Le fibre hanno influenzato la tua fame?

12 ° giorno: Concediti qualcosa

Oggi riceverai nuovamente un compito speciale per aiutarti a bruciare il grasso addominale. Puoi scegliere dal capitolo 5 qualcosa che ti piace molto.

I tuoi obiettivi per oggi:

Cosa scrivi oggi:

- Compito speciale: sauna, massaggi o sole: scegli qualcosa dal capitolo 5 per farti stare bene.

- Movimento: .....però ci devi andare in bicicletta.

Domande a cui rispondere:

- Al mattino: il tuo peso

- Durante il giorno: tutto ciò che hai mangiato, tutte le attività sportive

- Alla sera: il numero dei tuoi passi

- Com'è stato il tuo "compito speciale"? Percepisci qualche differenza?

- Ti accorgi di essere diventato più attivo?

13 ° giorno: Da dove vengono le calorie?

Oggi dovresti esaminare le tue note e riflettere attentamente su cosa hai mangiato. Per fare questo, contrassegna tutti gli alimenti del seguente gruppo con il colore verde:

- frutta,
- verdura,
- noci,
- legumi,
- cereali.

Sottolinea i prodotti animali con il giallo, tutti i dolci e i cibi da fast food in rosso. Così potrai vedere da dove provengono le calorie.

I tuoi obiettivi per oggi:

Cosa scrivi oggi:

- Abitudini alimentari: valuta le tue note alimentari e considera come puoi aggiungere più alimenti "verdi".

- Movimento: fai una lunga passeggiata.

Domande a cui rispondere la sera:

- Al mattino: il tuo peso

- Durante il giorno: tutto ciò che hai mangiato, tutte le attività sportive

- Alla sera: il numero dei tuoi passi

- Qual è il rapporto tra i colori nei cibi consumati?

- Quale tipo di movimento ti è piaciuto di più?

14° giorno: Finale

Ottimo, ce l'hai fatta! Hai lavorato per 14 giorni per migliorare il tuo comportamento, passo dopo passo, per combattere il grasso addominale. Per continuare a fare progressi, il gioco è completamente nelle tue mani ora. Il tuo obiettivo di oggi è quello di creare il tuo piano per la prossima settimana.

I tuoi obiettivi per oggi:

Cosa scrivi oggi:

- Abitudini alimentari: fai un piano alimentare per la prossima settimana con cinque piccoli pasti al giorno. Considera tutto ciò che hai imparato in questo libro.

- Movimento: fai un piano sportivo per la prossima settimana. Includi almeno 10.000 passi ogni giorno, facendo cinque minuti di ginnastica ogni giorno e facendo circa un'ora di esercizio una volta alla settimana.

Domande a cui rispondere la sera:

- Al mattino: il tuo peso, una circonferenza della pancia

- Durante il giorno: tutto ciò che hai mangiato, tutte le attività sportive

- Alla sera: il numero dei tuoi passi

- Come sono state queste due settimane per te?

- Quali sono i tuoi risultati? Di cosa sei orgoglioso?

- Cosa ti aspetti dalle prossime settimane? Quali sono i tuoi obiettivi?

Parole di chiusura: E adesso come si va avanti?

Questo libro ti ha dato molte informazioni per aiutarti a combattere attivamente il grasso della pancia. Inoltre, per 14 giorni, hai lavorato per migliorare le tue abitudini alimentari e di esercizio e per diventare più sano. Certo, non è la fine. Perché, come già detto nell'introduzione, è importante che tutti i cambiamenti comportamentali siano permanenti, se non si desidera tornare al punto di partenza.

Quindi, il tuo piano di 14 giorni è stato solo l'inizio, e per te si tratta di cambiare la tua vita e il tuo comportamento in base a ciò che hai imparato. Ora hai le basi per farlo e hai già fatto i primi passi. Non devi seguire nessuna dieta e sarai sempre sazio se continuerai a seguire i consigli in questo libro. Il tuo grasso addominale ti saluterà per sempre! Perché con i suggerimenti di questo libro convincerai il tuo corpo che non ha bisogno di riserve di grasso.

Il modo migliore per combattere quei chili di troppo è rendere la tua vita più sana. Poi scomparirà passo dopo passo, senza che tu debba privarti di cibo o sopportare grandi sforzi. Il tuo corpo si abituerà finalmente a ottenere ciò di cui ha bisogno: una dieta sana e un po' di esercizio.

Con questo libro, hai deciso di rendere la tua vita tale che il tuo corpo ottenga ciò di cui ha bisogno. Questo viaggio potrebbe non essere sempre facile, ma è sicuramente fattibile e tu sei già sulla buona strada! Continua ad esserlo e ti auguriamo molto successo nella tua lotta contro il grasso addominale!

114

Don't miss out!

Visit the website below and you can sign up to receive emails whenever Fitness Master Academy publishes a new book. There's no charge and no obligation.

https://books2read.com/r/B-A-WXJQ-PVKSB

BOOKS 2 READ

Connecting independent readers to independent writers.

About the Author

Fitness Master Academy is a team of writers with expert knowledge on fitness topics.